I0076664

T 25
139.

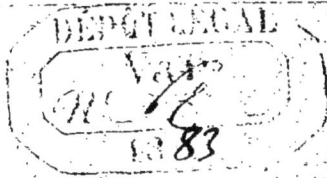

DÉPÔT LÉGAL
Var
1883

CONFÉRENCES

DU CERCLE DU COMMERCE ET DE L'INDUSTRIE

LE VIN

PAR

A. GUILLOT

PHARMACIEN, EXPERT CHIMISTE

12 MAI 1883

TOULON

TYPOGRAPHIE A. ISNARD ET Cie
Boulevard de Strasbourg, 56.

—

1883

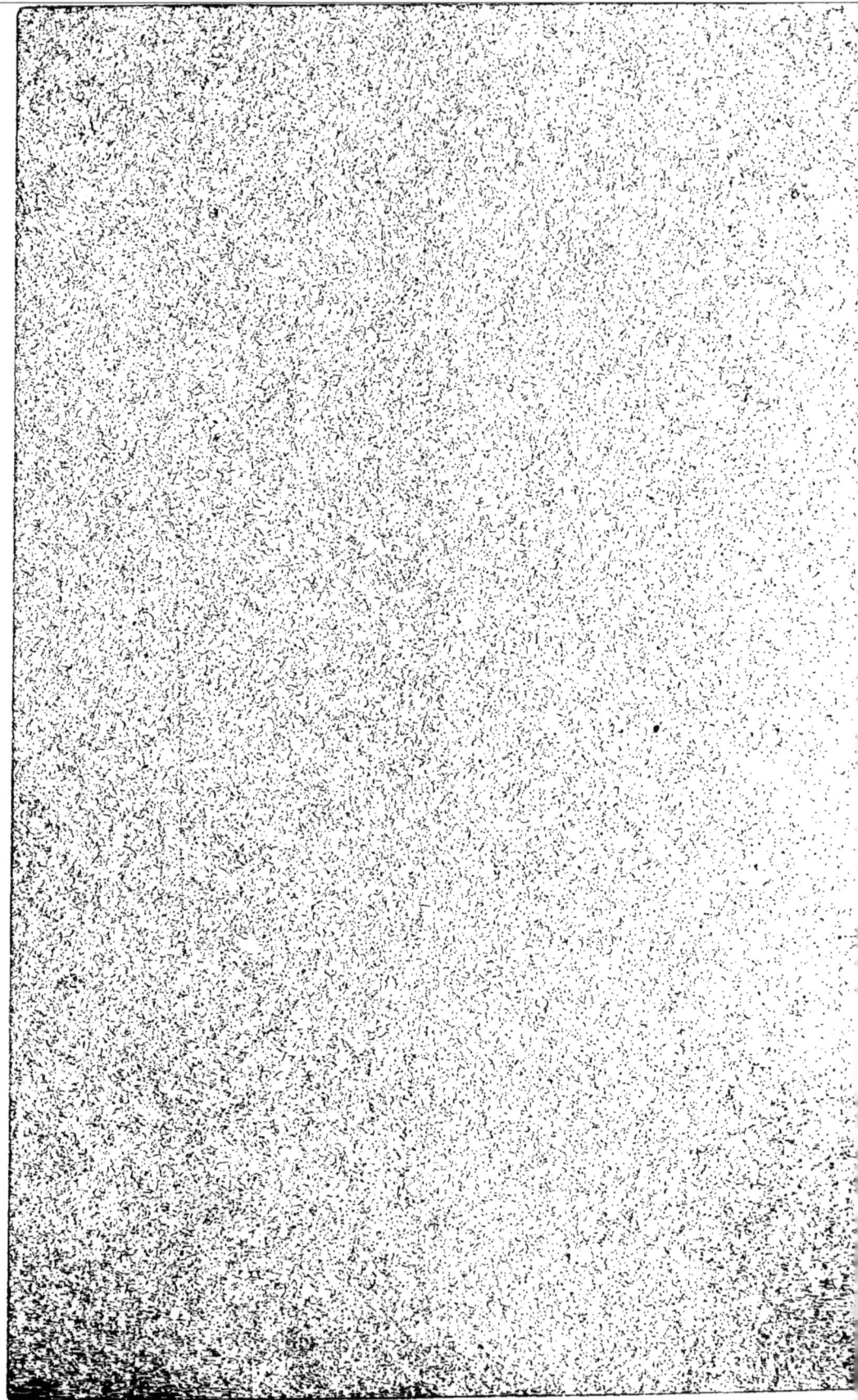

CONFÉRENCES

DU CERCLE DU COMMERCE ET DE L'INDUSTRIE

LE VIN

PAR

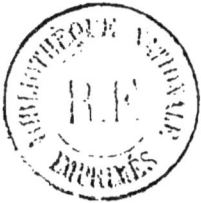

A. GUILLOT

PHARMACIEN, EXPERT CHIMISTE

12 MAI 1883

TOULON

TYPOGRAPHIE A. ISNARD ET Cie

Boulevard de Strasbourg, 56.

—

1883

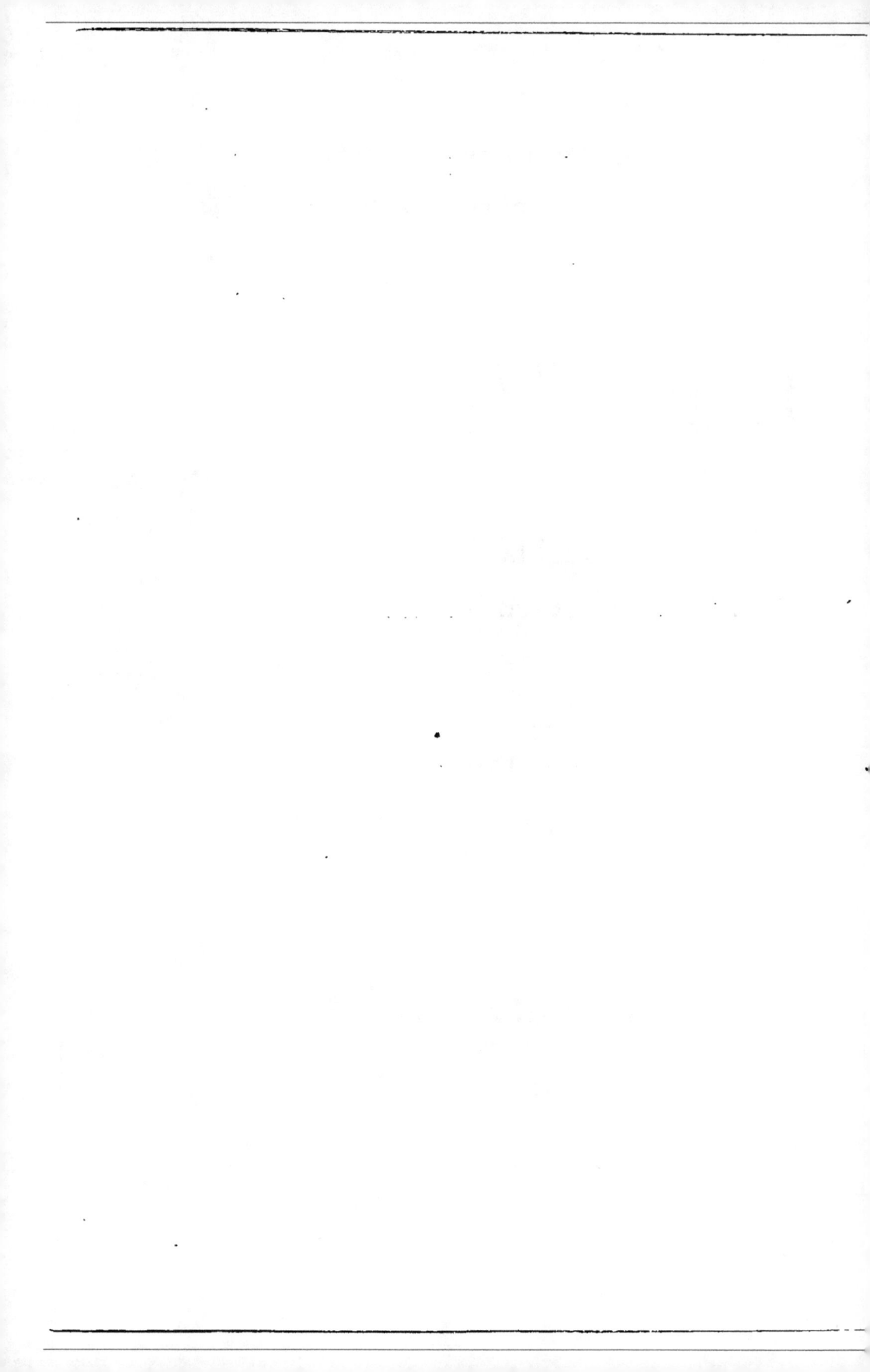

LE VIN

MESSIEURS ET CHERS COLLÈGUES,

Quelques uns de nos amis qui m'ont entendu, dans une autre enceinte, traiter de la question du *vin*, et de ses falsifications possibles, m'ont fait l'honneur de me prier, dans la dernière assemblée générale du Cercle, de vous répéter la causerie que j'ai faite à ce sujet.

Je viens aujourd'hui déférer à ce désir et tenir ma promesse, en vous parlant de cette substance alimentaire qui, chez nous, gens du Midi, joue un rôle très important et indispensable au soutien des forces des travailleurs, et, sans autre préambule, j'aborde immédiatement la question qui, m'a-t-on dit, pourra être de quelque utilité à certains d'entre vous, et je serais heureux et flatté si je parvenais à remplir le but que vous vous étes proposé d'atteindre en m'invitant à vous faire cette lecture.

On comprend sous le nom générique de vin, la liqueur alcoolique, acidule ou sucrée, résultant de la fermentation du jus de raisin, du *vinis vinifera* des Ampélidées.

Ce produit est à la fois un aliment, un tonique et un agent thérapeutique aussi précieux que remarquable.

Pris avec modération, il jouit de la propriété de fortifier l'estomac et d'aider à toutes les fonctions du corps et de l'esprit.

Mais autant l'usage modéré du vin donne des résultats salutaires, autant l'excès peut en être nuisible. L'abus, en effet, amène l'ivresse qui change l'homme et le rend complètement méconnaissable : Le timide, animé par ses vapeurs, devient audacieux ; le taciturne, gai et indiscret ; le poltron se transforme en brave et le plus doux, en fou furieux.

Nul de vous n'a oublié que notre ancêtre Noé, subit l'énivrante action du vin, et, c'est précisément à cause des inconvénients déplorables qu'il produit trop souvent, par l'abus qu'on en fit depuis, que, de tout temps, les philosophes et les législateurs ont dû se préoccuper particulièrement d'en conseiller l'usage modéré, tout en cherchant à atténuer les ravages qu'il peut déterminer par sa consommation à l'excès.

Ceci est si vrai; qu'à Lacédémone, Lycurgue, au dire de Plutarque, faisait énivrer les Ilôtes, afin d'inspirer aux vrais citoyens le dégoût du vin, et que, à Athènes, Dracon, punissait de mort les ivrognes.

Rome, elle-même, à son origine, en connaissait si bien les effets perturbateurs, qu'elle avait défendu aux femmes d'en user : ce qui explique l'acquittement de Mécénius, qui tua son épouse, pour l'avoir surprise buvant à un tonneau.

Caton disait que la liberté accordée aux Romains de donner des baisers à leurs parentes, n'avait d'autres motifs que celui de leur permettre de s'assurer qu'elles ne sentaient pas le vin. Et, cependant, dans cette illustre République romaine, — tant a été constamment grande la faiblesse des hommes, — cela n'empêcha pas de nombreux sages de perdre accidentellement la raison en savourant, avec délices, cette liqueur fermentée.

Ce fut sous Lucullus, que le peuple, pour la première fois, porta le jus divin à ses lèvres, et, le fameux dictateur César ne craignit pas d'arroser ses triomphes avec les crûs les plus exquis et les plus renommés.

Les peuples que Rome soumit à sa domination n'étaient guère plus sobres; les Germains, notamment, ne brillaient pas par leur tempérance et les Arabes poussaient si loin le vice de l'ivrognerie que leur prophète, Mahomet, dut proscrire l'usage du vin et faire de cette interdiction, dans le Coran, un article de foi.

Le Pape Innocent III, frappait, de son côté, de peines sévères les prêtres qui abusaient de la liqueur vermeille et les chassait du temple.

A l'époque de Charlemagne, il fut défendu de boire en compagnie ; et François Ier, par son édit célèbre, en 1536, envoyait à la prison les ivrognes et frappait de peines infamantes les incorrigibles.

Enfin, plus tard, les édits se multiplièrent; et, de nos jours encore, une loi récente de l'Assemblée Nationale n'a pu rappeler aux règles strictes de la tempérance les adeptes de Bacchus. L'institution de sociétés nombreuses, établies aussi dans ce but, et les prix qu'elles décernent, n'empêchent pas malheureusement de voir l'ivresse se manifester quelquefois sur la voie publique.

Mais arrêtons-nous sur cette revue rétrospective, et passons, si vous le voulez bien, Messieurs et chers Collègues, à ce qui est de nos jours, à l'actualité, à l'examen du sujet, tel que le comportent les études sérieuses, exactes, qui ont été faites dans ces derniers temps sur ce précieux liquide, que le phylloxéra tend à faire disparaître malheureusement de notre belle patrie, et que l'esprit inventif de nos industriels et de nos agriculteurs dispute pied-à-pied au fléau dévastateur.

Commençons d'abord par la classification des vins, l'énumération des crûs, l'analyse et les falsifications les plus usuelles de cette substance alimentaire, pour formuler ensuite nos conclusions.

On divise les vins en trois grandes classes qui sont :

1° Les vins secs, dans lesquels l'alcool prédomine. Ils sont rouges ou blancs, et, dits *généreux*, lorsqu'ils dépassent 11 degrés alcooliques.

2° Les vins liquoreux, qui contiennent une certaine quantité de sucre, dont le goût a résisté à la fermentation.

3° Enfin, les vins gazeux, dans lesquels on a arrêté à dessein la fermentation, qui sont généralement blancs et mousseux,

Tous les vins contiennent à peu près les mêmes éléments ; Les proportions seules changent, suivant l'espèce du cépage, l'exposition, le sol, la nature du terrain et les diverses conditions météorologiques.

L'Europe est la partie du monde qui en produit la plus grande quantité et où l'art de la culture de la vigne et de la fabrication de son liquide alcoolique est porté au plus haut degré de perfection.

L'importance de la consommation est si grande, qu'à Paris, seulement, on en débite annuellement un million cinq cent mille litres, sans compter bien entendu, les vins fabriqués ou baptisés qu'on y livre journellement en fraude ; que la France en produit, pour sa part cinquante millions d'hectolitres par an, vendus en moyenne un milliard de francs, lesquels rapportent ainsi à l'État, en simples droits de perception, la somme de deux cents millions.

Les vins les plus recherchés, sont :

En Champagne, les vins blancs des crûs de Sillery, Aï, Mareuil, Dizy, Epernay et Avise.

En Bourgogne, les vins rouges de Chambertin, du Clos-Vougeot, de Nuits ou Saint-Georges, de Volnay, de Cornas, de Pomard, de Beaune, de Mercurey. de Savigny, de Thorins, si recherchés par l'éclat de leur couleur, leur goût agréable et délicat, leur finesse et leur parfum suaves, et, parmi les blancs, ceux de Tonnerre, de Chablis et de Lapeyrière.

Dans le Bordelais, les vins rouges du Médoc : les Clos-Lafitte, Latour, Margaux, Saint-Jullien, Saint-Estèphe, Saint-Emillion, de Talence, Pessac et Mérignac, et les vins blancs de Sauterne, de Grave, de Cérons, de Breignac et de Barsac.

Dans le Périgord, ceux de Bergerac, de la Terrasse et de Pécharmont.

Dans le Dauphiné, les vins de l'Ermitage, de Tain, de Croze et de Mercurol.

Dans le Lyonnais, ceux du Moulin-à-Vent, de la Côte-Rôtie et de Condrieux.

Le Languedoc fournit aussi beaucoup de vins rouges très appréciés : Le Tavel, le Saint-Georges, et, comme vins liquoreux, le Lunel et le Frontignan.

Dans le comtat d'Avignon, on trouve les vins de Chateauneuf et les muscats de Baune.

La Provence produit les vins de la Gaude, Saint-Laurent, Cagnes, Lamalgue, Cassis, et un grand nombre de vins de coupage : Les Bandol, Beausset, Pierrefeu et de la Baïsso, très recherchés par leur couleur vive, brillante, très intense et leur délicieux arôme.

Le Roussillon, ceux de Collioure, Banyuls, Cosprons et Grenache.

Enfin, nous possédons d'excellents crûs dans le Beaujolais, le Maconnais et l'Auvergne.

Les pays étrangers ont également bon nombre de types très estimés :

En Espagne, les vins de Xérès, Pajarès, Bénicarlo, Alicante, Malaga, Rancio, Malvoisie et Saragosse.

En Portugal, le Porto.

En Italie, le Lacryma-Christi, le Falerne et l'Asti.

En Sicile, le Marsala, le Chianti et le Syracuse.

En Afrique, au cap de Bonne-Espérance, le vin de Constance.

En Asie, le vin de Chiraz, en Perse.

En Hongrie, le Tokay.

Enfin, dans l'Océan Atlantique, ceux de Madère, de Ténériffe, des Açores ; et, dans la Méditerranée, le Chypre et le Samos.

Le vin est considéré comme tenant en moyenne 8 à 10 p. % d'alcool, 85 à 90 p. % d'eau de constitution et 2 à 5 p. % d'un résidu salin, à bases de potasse, de chaux, d'alumine et de fer.

L'alcool est, on peut l'affirmer, le principe essentiel du vin ; c'est lui qui maintient tous les autres dans un état de mixtion parfaite. Aussi, dès qu'on modifie ses proportions, on est presque certain que le vin se trouble.

Parmi toutes les substances qui se trouvent dans cette boisson alimentaire, les unes proviennent du raisin, les autres sont le résultat de la fermentation.

Voici, au surplus, une analyse complète, dans laquelle on trouve, pour mille grammes de liquide :

900 grammes d'eau de constitution ;

80 grammes d'alcool absolu et 20 à 30 grammes d'extrait, composé de : sucre de raisin, glucose, éther œnantique, mannite, peptine, principes colorants, azotés, albumine, tartrates de potasse et de chaux, racémates, acétates, phosphates, chlorures, bromures, iodures, sulfates alcalins, ferrugineux, acides carbonique, mallique, tartrique et tannin.

Ainsi que vous le voyez, Messieurs et chers Collègues, la composition du vin est très-complexe, et, il ne faudrait rien moins qu'une analyse minutieuse, pour arriver à un dosage parfait de la totalité de ses principes, et la mise en œuvre de moyens très-délicats. Heureusement pour le chimiste, ordinairement, c'est-à-dire lorsque la justice correctionnelle ou criminelle ne provoque pas ces opérations spéciales, l'analyse commerciale se borne habituellement au simple dosage de l'eau, de l'alcool absolu, de l'extrait sec et à l'examen de la matière colorante.

Aussi, bien que ces derniers essais analytiques soient pour ainsi dire incomplets, au point de vue scientifique, comme ils ont cependant une valeur incontestable, dans la pratique journalière, pour permettre, tout au moins, de déceler la fraude, et que, d'autre part, il ne me serait pas possible, ici, en dehors du laboratoire, de passer par une série d'expériences longues, minutieuses, et qui pourraient ne pas toujours satisfaire, je me bornerai simplement à vous initier à ces essais habituels, persuadé d'avance qu'ils vous seront utiles.

DOSAGE DE L'EAU

La proportion d'eau existant normalement dans les vins étant en raison inverse de celles de l'alcool et de l'extrait, il suffit, pour l'établir, de distiller le vin, d'en noter le degré, de procéder au dosage de l'extrait, et, finalement, de retrancher ces deux sommes du liquide examiné.

Ainsi par exemple : 100 grammes de vin, ayant fourni 10 grammes d'alcool absolu et 2 gr. 50 d'extrait sec, la différence 87 gr. 50, constitue naturellement le poids de l'eau existant dans ce vin.

Pour ce qui se rapporte à l'eau ajoutée frauduleusement au vin, la constatation s'en fait d'une autre manière, tout aussi facilement et exactement, au moyen d'essais comparatifs, en tenant compte des divers éléments naturels des vins, ainsi que j'aurai l'honneur de vous l'expliquer bientôt, lorsque je vous parlerai des falsifications les plus communes auxquelles les vins sont soumis.

DOSAGE DE L'ALCOOL

L'alcool, le principe essentiel des vins, le plus important au point de vue analytique commercial, qui oscille entre 10 ou 12 dergès, est recueilli et dosé à l'aide de divers appareils spéciaux, notamment :

L'Œnomètre Tabarié, les Ebullioscopes Conaty, Mullegrand et Brossard-Vidal, le Dilatomètre alcoolmétrique de Sibermann, l'appareil Schœffer, et, enfin, plusieurs alambics distillatoires, surtout celui de M. Salleron, constructeur d'appareils de précision à Paris, lequel, par son petit volume et

sa simplicité, permet d'isoler, en quelques instants,
tout l'alcool des vins, et, à l'aide de l'alcoomètre,
ramené à la température moyenne de 15° centigrades, d'en établir mathématiquement le titre.

On place, à cet effet, un volume déterminé de vin,
100 gr. environ, dans la chaudière, recevant à sa
base, pour la chauffer, une lampe à alcool. Cette
chaudière communique elle-même, par un tube,
avec un serpentin, contenu dans un réfrigérant,
alimenté avec de l'eau froide, lequel débouche
dans une éprouvette destinée à recevoir le liquide
distillé. L'alcool étant plus volatif que l'eau,
se rend, à l'état de vapeur, dans le serpentin,
s'y condense, et finalement passe dans l'éprouvette.

Lorsque le premier tiers du liquide est obtenu,
on le ramène au volume primitif avec une addition
d'eau distillée ; on l'agite vivement, pour en favo-
riser aussi exactement que possible le mélange, et
on prend alors le degré avec un pèse alcool en
tenant compte, bien entendu, de la température
qu'il faut toujours ramener à + 15° centigrades ou
bien encore, si on agit à toute autre température,
en ayant soin de faire les corrections nécessaires,
indiquées sur des tables spéciales dressées pour
cet objet, lesquelles font partie du matériel de
l'alambic Salleron.

Il va sans dire que ces opérations n'ont de réelle
valeur qu'autant que l'on opère sur des vins

3

exempts de toute acidité ; car, dans le cas contraire, l'acide acétique passant à la distillation serait une cause d'erreur, puisqu'il abaisserait le
titre alcoolique. Il faudrait donc, avant de commen-
cer la distillation d'un vin aigri, piqué, neutraliser
l'acide du vin au moyen du carbonate de potasse.

Dans le cas où l'on opérerait sur un vin nouveau, fermentant encore, lequel contient une
somme assez appréciable d'acide carbonique, qui
éléverait le titre alcoolique et pourrait aussi être
cause de nombreuses erreurs, il serait également
urgent de traiter ce vin par de l'oxyde de calcium
qui absorberait l'excès d'acide carbonique et per-
mettrait ainsi d'arriver à un dosage alcoolique
assez exact.

DOSAGE DE L'EXTRAIT SEC

L'extrait sec, qui représente la totalité des ma-
tières contenues dans le vin non volatiles à la
température de 100° centigrades, s'obtient par
l'évaporation, au bain-marie, d'un poids déterminé
de vin, à la température de + 100°. Il est ensuite
séché dans une étuve, dont la température est
portée à + 105°, ou mieux encore, dans le vide,
sous une cloche pneumatique, en présence de
l'acide sulfurique concentré ou de l'acide phos-
phorique anhydre, lesquels, étant essentiellement
avides d'eau, concourrent à la dessiccation aussi

rapide que complète des objets chargés d'humidité auprès desquels ils sont placés.

On s'assure que le résidu est arrivé à son point, c'est-à-dire qu'il ne contient plus d'eau, lorsque après l'avoir pesé à diverses reprises, pendant l'opération, il cesse de perdre de son poids.

Ce poids est approximativement, par litre de vin normal, ordinaire, de 20 à 30 grammes ; il peut aller à 50 grammes pour les vins fins, et même jusqu'à 100 grammes pour les vins dits de liqueur.

En dehors de ces opérations assez minutieuses, je dois vous dire, qu'on peut encore déterminer la somme d'extrait contenue dans le vin, à l'aide d'un appareil ingénieux dû à M. Houdard, son œno-baromètre, mais que ce dosage n'a qu'une valeur relative et ne saurait servir mathématiquement de base.

EXAMEN DE LA MATIÈRE COLORANTE

La matière colorante naturelle des vins est due :

1° A une couleur bleue, rougissant par les acides et ramenée au bleu par les alcalis : c'est l'œnocyanine.

Suivant les proportions plus ou moins grandes de cette substance, les vins sont plus ou moins chargés en couleur, comme, par exemple, nos gros vins de Bandol, du Beausset, de la Garde et de Pierrefeu.

2° A une matière colorante jaune-brun : l'acide tanno-mélanique de Mulder, existant dans les vins blancs ou ambrés, qui peut modifier la teinte des vins rouges, lorsqu'elle accompagne l'œnocyanine, véritable substance solide, insoluble dans l'eau, l'alcool et l'éther, mais se dissolvant parfaitement dans l'alcool additionné des acides tartrique ou acétique.

La couleur des vins étant très variable, leur nuance peut être rouge-foncé, bleue ou pelure d'oignon. Ces teintes sont facilement appréciables, en se servant d'un instrument construit à cet effet par MM. Collardeau et Dubose et appelé Collorimètre à double lunette.

On peut également mesurer l'intensité de la couleur des vins au moyen d'une solution chlorurée ainsi que l'a proposé M. Faure. Toutefois ces sortes d'analyses n'ont de réelle valeur qu'autant que l'on procède, par voie comparative, avec des échantillons types sur l'origine desquels on est parfaitement édifié ; car l'intensité de couleur chez un vin naturel varie avec la localité, l'année, et suivant que ce liquide est plus ou moins vieux.

Voilà, Messieurs et chers Collègues, l'analyse sommaire, commerciale, des vins qui, vous l'avez compris, est bien loin d'être complète, mais est cependant suffisante pour permettre à l'opérateur de s'éclairer sur l'origine du vin qu'il examine.

J'en aurais donc fini, si je n'avais à compléter mon sujet, par l'étude des falsifications, en appelant seulement toute votre attention sur l'une des plus dangereuses, des plus communes, auxquelles on soumet fréquemment l'incomparable boisson dont je viens de vous parler, que l'art ne pourra jamais reproduire, et qui joue le principal rôle dans l'alimentation publique.

Je veux parler, en dehors de l'addition frauduleuse de l'eau, dont je vous entretiendrai également, de cette manœuvre coupable qui consiste à renfoncer les vins en couleur, ou les boissons aqueuses, n'en ayant que les apparences, à l'aide de deux produits minéraux, d'un pouvoir tinctorial rouge considérable, extraits de la houille, contenant presque toujours des poisons violents et plus spécialement de l'arsenic.

J'ai nommé la Fuchsine et les composés Diazoïques entrant dans cette matière colorante plus particulièrement connue sous le nom de : Rouge de Bordeaux.

Pour ne pas abuser cependant de votre bienveillance, écartant la partie scientifique se rapportant à ces substances, je vais me borner à vous indiquer succinctement, les moyens simples, rapides et certains, à l'aide desquels il vous sera

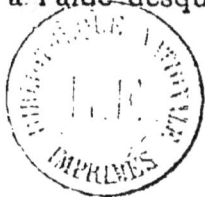

facile de déceler d'aussi grossières et coupables fraudes.

Pour rconnaître qu'un vin contient de la fuchsine, deux procédés sont employés :

1º Dans le premier, il suffit de mélanger dans un tube fermé à une extrémité, quatre ou cinq grammes de vin, traité, au préalable, par de l'ammoniaque liquide, avec trois fois son volume d'éther sulfurique ; d'agiter ce mélange, de laisser reposer le tout, et, lorsque la couche supérieure de l'éther, s'est séparée du vin, de la décanter dans un deuxième tube semblable et de neutraliser l'ammoniaque, dont cette subtance était ainsi chargée, par quelques gouttes d'acide acétique.

Si l'éther, qui était incolore lorsqu'on l'a décanté dans le tube, ne change pas par l'addition de l'acide acétique, c'est que le vin n'est pas fuchsiné. Si au contraire il prend une teinte rose, rouge ou violette, c'est que le vin est falsifié par un composé d'aniline.

Pourquoi cela se passe-t-il ainsi ?

Uniquement, parce que l'éther sulfurique s'empare des sels d'aniline ammoniacaux, lesquels, dans ces conditions, sont incolores, et que leur couleur spéciale se manifeste dans l'éther chargé d'acide acétique.

2º Dans le deuxième procédé, il suffit de mélanger parties égales du liquide à examiner et de l'extrait de saturne alcoolisé; d'agiter le tout, et de filtrer.

Le sous-acétate de plomb liquide précipitant toute la couleur végétale existant dans le vin et n'exerçant aucune action sur les couleurs minérales, il s'en suivra nécessairement, que, si le vin est naturel, le liquide passant à travers le filtre sera incolore, tandis que, dans le cas contraire, c'est-à-dire s'il est fuchsiné, il présentera une teinte rose, rouge, ou violette, plus ou moins intense, suivant la proportion plus ou moins grande du sel d'aniline ajouté frauduleusement.

Pour ce qui se rapporte au rouge de bordeaux, l'opération quoique plus difficile, tout en étant cependant très simple, n'en est pas moins très concluante.

Elle consiste :

1° A faire bouillir, pendant quelques secondes, cinquante grammes du vin suspect, additionné de six gouttes d'acide sulfurique, dans un tube fermé à sa base, en ayant soin au préalable, de placer dans le tout, une petite flotte de soie blanche mordancée ?

2° A retirer la flotte, à l'exprimer dans les doigts et à la laver dans de l'eau distillée, tenant en dissolution, son tiers, en poids, d'acide chlorhydrique;

3° A la retirer à nouveau, à la laver dans de l'eau

distillée pure, à l'exprimer ensuite, et à la plonger, définitivement, dans de l'ammoniaque liquide.

Si le liquide était altéré par du rouge de bordeaux, la flotte de soie mordancée conserverait une couleur rose, rouge ou marron, tandis que, dans le cas contraire, s'il n'y avait pas falsification par les composés diazoïques, provenant de l'action du chlorhydrate du diazo sur le bi-sulfonaphtal, la couleur de la flotte en présence de l'ammoniaque, serait verte, parce que ce dernier réactif est sans action sur le rouge de bordeaux.

J'en arrive actuellement à vous parler de l'addition frauduleuse de l'eau, ajoutée au vin, dans un but de cupidité qui, bien que paraissant, tout d'abord inoffensive, quant aux conséquences qu'elle est susceptible de déterminer dans l'économie, peut, cependant, dans certaines circonstances, produire des résultats très préjudiciables, non seulement aux intérêts pécuniaires du consommateur, mais encore, à sa santé, puisque, en définitive, vous l'avez retenu, par cette fraude, on a diminué sensiblement l'action bienfaisante, réparatrice, de cette boisson tonique, appelée à soutenir les forces de nos travailleurs.

Je vous disais tantôt, qu'il est possible de se rendre assez exactement compte de cette manœuvre frauduleuse par des observations comparatives, et, en les rapportant aux proportions normales des divers éléments constitutifs des vins naturels.

En effet : il est évident que, si vous analysez en même temps, un type de vin naturel et un vin vendu pour tel, de même provenance, récolté dans le même terrain, la même année et dans les mêmes conditions, vous devez trouver à peu de différence près, la même somme d'alcool, d'extrait, la même nature et la même intensité de la matière colorante.

Tandis que, si vous vous trouvez en présence d'une altération par addition d'eau, chez l'un de ces échantillons, les éléments différeront entre eux, d'une façon si appréciable, qu'il ne vous sera pas possible de vous y laisser prendre.

Ainsi, par exemple, si vous constatez, d'un côté, qu'un vin naturel, type Bandol, d'une année indiquée, fournit 12 p. % d'alcool absolu, 26 p. % d'extrait sec et une intensité déterminée de couleur normale, et, de l'autre, qu'un vin acheté pour tel, ne vous donne que 15 p. % d'extrait et 12 p. % d'alcool, dont une partie aura été reconnue, surtout, comme provenant de l'action d'un vinage pratiqué intentionnellement, il est à présumer, dis-je, que, dans de semblables conditions, et sans autre examen plus complet, vous aurez tout lieu de croire à une fraude.

Comment le constaterez-vous ?

Vous devrez alors vous assurer que l'alcool recueilli provient réellement d'une addition calculée, et ne s'y trouve pas, conséquemment, à l'état naturel, mais à l'état de mélange, ce que vous constaterez par une simple opération, consistant, après avoir noté exactement le titre alcoolique des deux vins, à placer, dans le même milieu, les mêmes circonstances, le même espace de temps, 100 gr. de chacun d'eux, dans des capsules différentes, et, à en reconnaître ensuite, par une nouvelle distillation, le titre alcoolique.

Vous reconnaîtrez ainsi que, tandis que le vin naturel n'a éprouvé, par l'évaporation spontanée à l'air libre, qu'une perte insignifiante de quelques dixièmes de degrès, peut-être, de son alcool, le vin viné, au contraire, c'est-à-dire celui dans lequel on aurait ajouté de l'alcool pour le faire arriver au titre du vin naturel, a perdu la presque totalité de l'alcool ainsi mélangé, uniquement parce qu'étant moins retenu, ne se trouvant pas dans le liquide à l'état de combinaison naturelle, il a subi, par un effet de densité, qui lui a permis de se porter à la surface du liquide plus facilement que l'autre, l'action de la volatilisation.

Or, puisque vous aurez constaté, d'une part, une diminution de 11 p. % d'extrait sec, c'est-à-dire les 2/5; et de l'autre, à peu près les mêmes proportions d'alcool normal en moins, par induction, vous conclurez nécessairement, que le vin incriminé n'est pas semblable au type naturel et qu'il est coupé d'eau, dans les proportions approximatives des 2/5.

Vous ajouteriez enfin, à ces constatations matérielles très grandes, celles non moins concluantes que vous pourriez relever par une analyse plus complète de la matière colorante et des résidus salins.

Ces résidus salins, obtenus par la calcination de l'extrait sec, ne se trouveraient pas non plus en proportions normales et différeraient également de ceux provenant du vin naturel.

J'ai fini, Messieurs et chers Collègues, de vous développer ma thèse. La justice, la raison, le bon sens, ont aujourd'hui fait table rase de tous les préjugés qui, dans les temps anciens, s'attachaient au vin. Son action dans l'alimentation humaine est nettement définie et la science en a calculé tous les effets.

Généralement, on n'use plus du vin qu'avec discernement ; et, si quelques individus, de notre espèce, en absorbent encore des quantités qui les mettent dans un état d'ébriété voisin de la brute, concourons tous par l'exemple des vertus morales, la diffusion de l'instruction, la pratique de la dignité humaine, à extirper ce vice de la société.

Les exemples de travail, de respect et d'amour pour la famille que vous donnez ; l'horreur que

nous montrerons pour l'oisiveté, compagne insé-
parable de la débauche, sont les meilleurs remèdes
que nous puissions employer pour déraciner ce
vice : l'ivrognerie, qui, fort heureusement tend
à disparaître à mesure que l'instruction se répand
et que les peuples s'éclairent.

Et maintenant, en terminant ce que j'avais à
vous dire relativement au vin, d'une manière im-
parfaite incontestablement, permettez-moi de pen-
ser, Messieurs et chers Collègues, en vous remer-
ciant de l'attention délicate que vous m'avez si
gracieusement prêtée, que, si je suis parvenu à
vous intéresser quelque peu, je le dois, assurément,
à cette exquise bienveillance et à cette courtoisie
avec lesquelles vous accueillez toujours les com-
munications qui vous sont faites, si modestes
qu'elles soient.

Messieurs,

La Marine Française qui ne compte plus avec
les actes d'abnégation et est toujours prête dans
l'accomplissement du devoir, vient d'être cruelle-
ment éprouvée par la perte de neuf vaillants servi-
teurs, à la suite des catastrophes survenues ces
jours derniers, et simultanément, sur notre rade, à
bord des navires de l'État l'*Océan*, le *Redoutable* et
la *Naïade*.

Bien que nous nous soyions déjà tous associés à
cette profonde douleur, je viens faire encore un
appel chaleureux à vos sentiments charitables en
vous priant de me permettre de faire une quête au
profit des familles de ces infortunés marins, morts

pour la patrie, persuadé d'avance que vous vous joindrez à moi pour l'accomplissement de cette bonne œuvre.

(Somme recueillie (50 fr.) adressée au Préfet maritime).

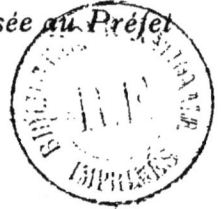

6475   Toulon — Imp. A. Isnard et Cie, boul Strasbourg, 56.

146

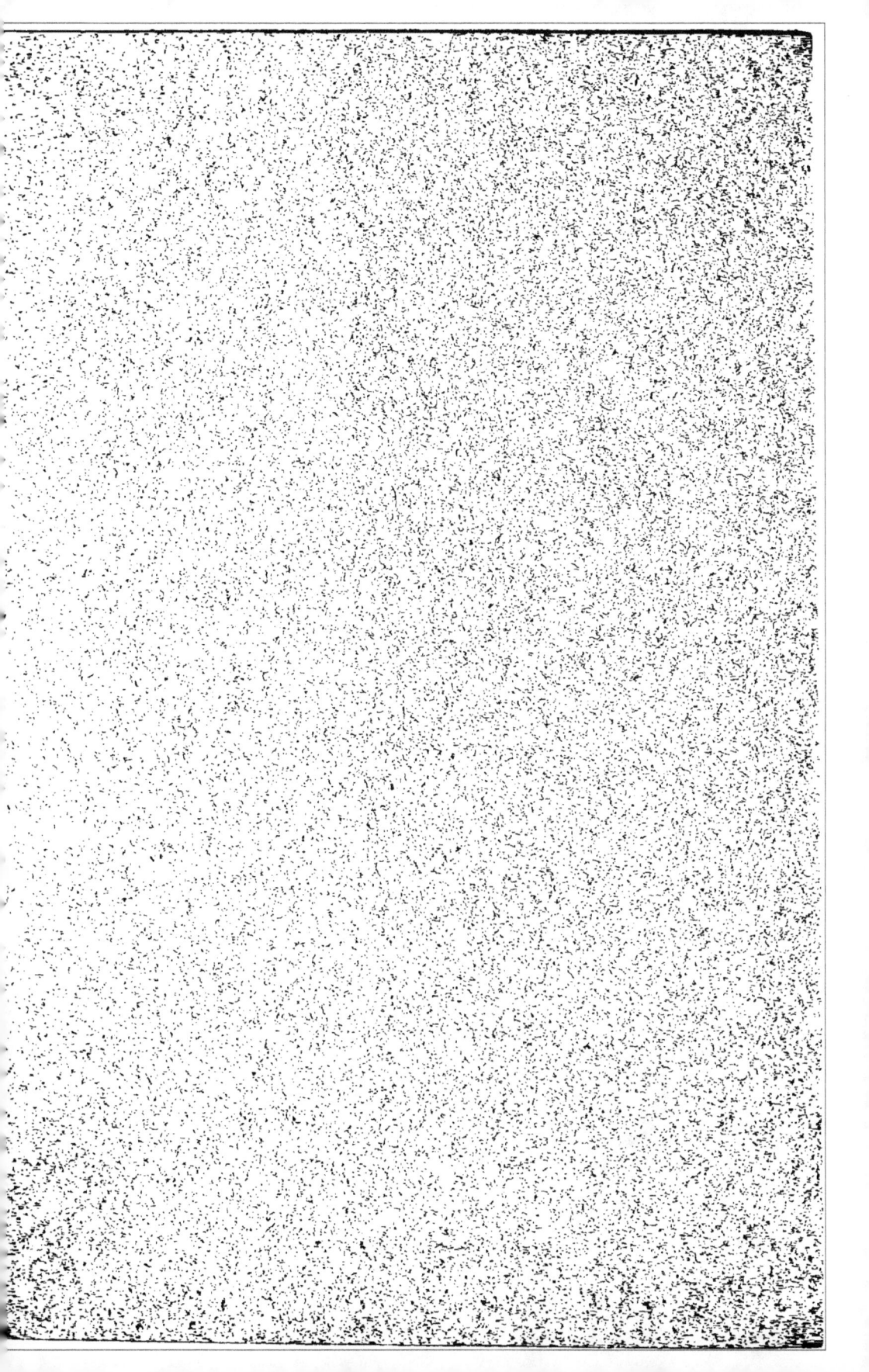

DU MÊME :

SOUS PRESSE : **LE CAFÉ**

BIBLIOTHEQUE NATIONALE DE FRANCE

3 7531 03987835 1

www.ingramcontent.com/pod-product-compliance
Lightning Source LLC
Chambersburg PA
CBHW060456210326
41520CB00015B/3980